Walther Bühler

Die zweifache Abstammung des Menschen

Evolution und Menschwerdung

Zu den größten Errungenschaften der modernen Biologie gehört zweifellos die mit den Namen von Darwin und Haeckel unlösbar verbundene Entdeckung: Alle Lebewesen dieser Erde sind verwandt und haben sich durch lange Zeiträume hindurch höher entwickelt von primitiven Vorstufen zu immer komplizierteren Organismen. Indem der Mensch mit Recht in diese »natürliche Schöpfungsgeschichte« einbezogen wurde als jüngster Sproß am »Stammbaum« der Lebensreiche, kam es zu einer neuen Bestimmung seines Standortes im Ganzen der Natur. Er wurde in einer zuvor nie gekannten Weise an das Tierreich herangerückt.

Die rätselvolle, aber unleugbare Verwandtschaft von Mensch und Tier wird eindrucksvoll dokumentiert durch die »Wirbeltierorganisation« des Menschen wie auch durch die Tatsache, daß er wie alle Säugetiere saugend an der Mutterbrust, also als Säugling, sein Leben beginnt.

Wie konnte es aber dazu kommen, daß Millionen von Menschen sich heute nur noch als Exemplar einer höheren Säugetierart betrachten, die den Affen am nächsten steht oder gleichzeitig sogar als Zufallsprodukt eines in sich sinnlosen Spiels der Natur?

Dies hängt zusammen mit der Einseitigkeit des Darwinismus und der Verfälschung des wahren Kerns der Evolutionslehre durch materialistische Vorurteile. Wer als die treibenden Ursachen der Evolution neben zufälligen Mutationen nur äußere Faktoren wie »Kampf ums Dasein«, »natürliche Selektion« und andere Umwelteinflüsse annimmt und damit alle geistigen Wirkprinzipien verleugnet, muß notgedrungen zu einem geistlosen Menschenbild kommen.

Machen wir uns aber wirklich klar, welche verheerenden Konsequenzen für das menschliche Selbstwertgefühl und für das praktische Leben eine Auffassung nach sich zieht, welche den Menschen nur als Produkt von Umwelt und Vererbung auffaßt? Wie sollen die »Menschenrechte« dieses »Säugetieres« oder gar »intelligenten Raubtieres« eigentlich aussehen? Eine Antwort darauf gaben zweifellos jene zwölf Jahre einer Partei- und Staatsführung, welche 1933 als erste den »Mut« hatte, die Konsequenzen zu ziehen, indem sie die Grundmaximen des theoretischen Darwinismus und der modernen Biologie in die soziale Lebenspraxis umsetzte. Sie erfaßte und manipulierte den Menschen konsequent nur noch als vorübergehendes, rein völkisch und rassisch von »Blut« (Vererbung) und »Boden« (Umwelt) bestimmtes Gattungsprodukt. Haben wir die biologischen Gespenster dieser Ära wirklich überwunden? Drohen nicht Nationalismus und Rassismus, von der modernen Naturwissenschaft selbst genährt, und sozialer »Kampf ums Dasein« (und um die Macht!) die ganze Menschheit in erneute, noch größere Katastrophen zu stürzen?

Die Frage nach dem wahren Wesen des Menschen, seiner wirklichen Herkunft und seiner Beziehung zum Tierreich, ist in der Tat eine der tiefsten Existenzfragen, die jeden berührt. »Was macht einen Menschen zum Menschen?« So fragt der jugoslawische Schriftsteller Gajo Petrowič, in seiner Schrift »Wider den autoritären Marxismus« (Stuttgart 1968, DVA, zur Zeit vergriffen). Er fährt fort: »Was bedeutet es, diese Frage zu stellen: Was ist der Mensch? Vielleicht bedeutet es, die Suche nach jener besonderen menschlichen Qualität oder Eigenschaft zu beginnen, durch die sich der Mensch von allen anderen Tieren unterscheidet.« Er sieht sie in der »integralen« Natur seines Wesens, ist sich aber bewußt, daß »keine Einzelwissenschaft die Frage beantwortet, was er als ein integrales Wesen ist, das heißt, was ihn zum Menschen und jede seiner Tätigkeiten oder Aspekte menschlich macht«.

Der bloße Hinweis der Religion auf eine »unsterbliche Seele«, des humanistischen Weltbildes auf die »freie Individualität« oder der Hinweis der Philosophie auf den »Geist« des Menschen vermag den vom naturwissenschaftlichen Denken geprägten Zeitgenossen kaum noch zu befriedigen oder gar zu überzeugen. Er kann mit Recht verlangen, daß, falls es im Menschen solche geistigen Wirklichkeiten gibt, eine zeitgemäße Biologie und Anthropologie eine Brücke zu ihrer wissenschaftlichen Erfassung zu schlagen vermag.

Ein solcher Brückenschlag soll hier – unter Einbeziehung der anthroposophischen Geisteswissenschaft und Menschenkunde – versucht werden. Die Naturwissenschaft hat ihre Forschungsmethoden vor allem am Leblosen ausgebildet und ist dem Vorurteil verfallen, das im anorganischen Bereich bewährte Vorgehen ohne weiteres auch auf die belebten Naturreiche übertragen zu können. Dadurch mußte sie zwangsläufig zu einseitigen, mechanistischen Auffassungen kommen, die Geistigkeit der Welt verleugnen und den Menschen verkennen. Sie konnte so nur sein Äußeres erfassen.

Im folgenden soll Schritt für Schritt eine dem Organischen gemäße Betrachtungsweise entwickelt werden, die zunächst ungewohnt erscheinen mag. Sie setzt ein *neues Denken* voraus, beziehungsweise die

Bereitschaft des Lesers zu einem grundlegenden *Um-denken* und die Unbefangenheit, die Existenz *über-sinnlicher* Wirklichkeiten – zumindest als Arbeitshypothese – für möglich zu halten.

Goetheanistische Naturbetrachtung als Wegweiser

Die Anhaltspunkte für die hier angewandte neue Art des methodischen Vorgehens, das eine Spiritualisierung der Naturwissenschaft zum Ziele hat, finden sich im mitteleuropäischen Geistesleben im Zeitalter des Idealismus oder der Goethezeit. Wir wollen Goethe herausgreifen, weil er in seinen naturwissenschaftlichen Bemühungen, insbesondere in der Metamorphosenlehre, neuartige und zukunftsweisende, aber von der modernen Biologie nicht aufgegriffene Schritte gemacht hat.

Erst wenn wir das Leben in seinen einfachsten Formen, auf der Stufe der Pflanze, tiefer verstehen, werden wir zu einem Verständnis der viel komplizierteren Lebenserscheinungen von Tier und Mensch gelangen können. Wir müssen deshalb den Leser um die Geduld bitten, den *Umweg über das Pflanzenreich zu gehen.*

Man betrachte eine soeben aufblühende Pflanze, auf deren Blühen man vielleicht viele Monate gewartet hat. Niemand kann sich dem Zauber dieser Erscheinung entziehen, wenn aus dem allen Pflanzen gemeinsamen Grün die zarte, farbenfreudige, sternenhafte Gestalt der Blüte aufstrahlt. Wir stehen vor einem kleinen, aber wesentlichen Entwicklungsschritt der individuellen Pflanze, die uns erst jetzt als duftende Blume, sei es als Veilchen-, Tulpen- oder Rosenblüte ihr eigentliches Wesen offenbart. Es schien im Sproßgrün noch zu schlummern. Deshalb konnte Linné auch nur an den Blüten selbst die Pflanzen genau erkennen und klassifizieren.

Was hier im Kleinen in der Gegenwart geschieht, weist aber zugleich auf einen großen Einschnitt in Urzeiten zurück, als das bis dahin nur aus grünenden Arten, zum Beispiel Farnen und Schachtelhalmen, bestehende Pflanzenreich plötzlich die ersten farbigen Blumenkronen hervorbrachte. Damit war ein entscheidender Fortschritt der Fort- und Höherentwicklung der Pflanzenwelt getan. Wer die Entstehung der Blüte tiefer versteht, darf deshalb hoffen, dem Geheimnis der Evolution selbst auf die Spur zu kommen.

Goethes Metamorphosenlehre weist uns dazu den Weg. Als genauer Beobachter, besonders der entsprechenden Übergangsformen, entdeckte er als erster, daß alle Teile der Blüte umgewandelte, metamorphosierte Blattformen darstellen. Die Entwicklung der Blüte, in der die

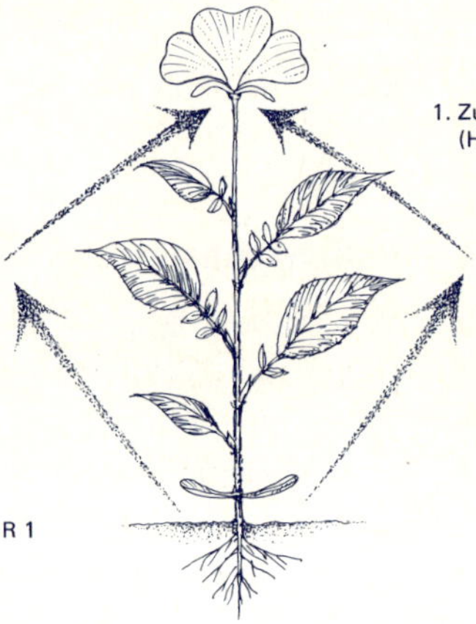

FIGUR 1

oben angedeuteten neuen Formen und Qualitäten auftreten, nannte er deshalb eine *Steigerung* des Sprosses. Viel entscheidender aber war seine Entdeckung, daß diese Fortbildung der Pflanze nicht durch eine unmittelbare, kontinuierliche Verwandlung des Blattes oder durch ein einfaches Weiterschreiten des Wachstums eintritt.

Der Blüte geht nämlich in der typischen einjährigen Pflanze eine Verkleinerung und Vereinfachung der Sproßblätter zu den Hochblättern voraus, bis zu ihrer »Verkümmerung« zu Kelchblättern, und es kommt zur totalen Abbremsung der Schußkraft des Sprosses selbst (siehe Fig. 1). Die Fort-Bildung zur Blüte setzt also eine Rück-Bildung voraus, die Goethe *Zusammenziehung* nennt. Ebenso vermag keine Pflanze zur *Ausdehnung* in der Frucht weiterzuschreiten (die meistens aus verwachsenen und anschwellenden Fruchtblättern besteht), ohne die vorherige Rückbildung, ja Auflösung der farbigen Blütenkronenblätter zu den Staubgefäßen, die also Staub-Blätter sind (siehe Fig. 2). Gefüllte Blüten, die keine Staubgefäße haben, sind unfruchtbar. Nach dem Anschwellen der Fruchtblätter beschließt eine letzte, stärkste Zusammenziehung in Gestalt des Samens und der in ihm verborgenen Keimblätter das Wachstum der einjährigen Pflanze.

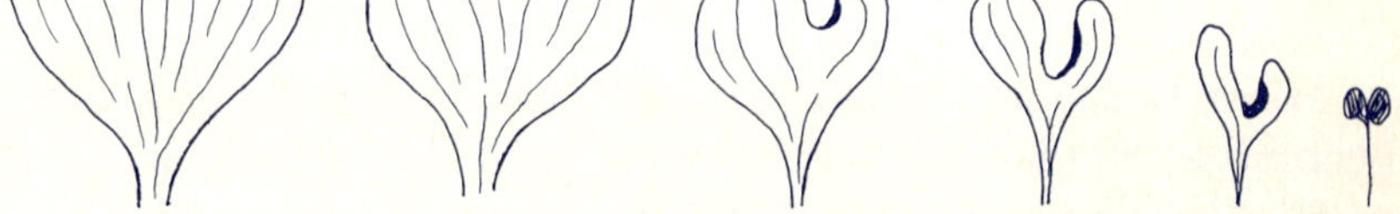
FIGUR 2 Blütenblattmetamorphose (2. Zusammenziehung) der Kronblätter einer Gartenrose in das Staubgefäß. Die Übergangsformen sind als eine Art Mißbildung aufzufassen.

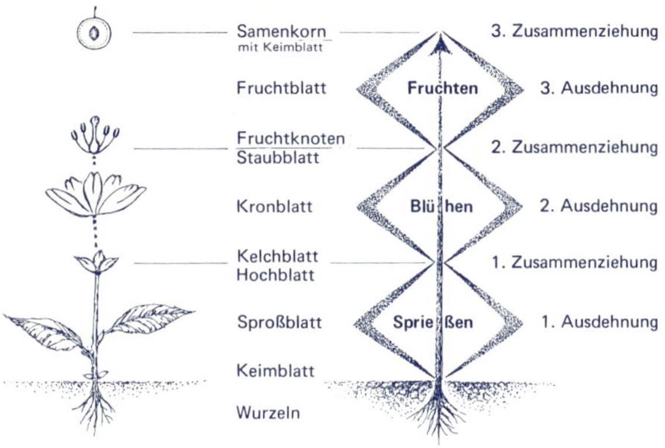

FIGUR 3 Schema der Urpflanze und Grundgesetz der Metamorphose.
Die drei Wechselphasen von Ausdehnung und Zusammenziehung.

Der dreifache Wechsel der Ausdehnung in Form von Sproß-, Kron- und Fruchtblättern einerseits mit der Zusammenziehung in Kelch-, Staub- und Keimblätter (Same) andererseits zeigt einander scharf entgegengesetzte Phasen der Blattmetamorphose (siehe Fig. 3). Goethe spricht deshalb von *Polarität* und läßt sich von der Anschauung her belehren, daß jede Weiter- und Höherentwicklung vom Gesetz der Polarität beherrscht wird und keine Fort-Bildung ohne relative Rück-Bildung der bereits erreichten Stufe möglich ist. *Dieses Urgesetz, dem alles organische Leben zugrunde liegt, soll uns im folgenden bis zur Entstehung des Menschen führen.*

Die Urpflanze als schöpferische Idee

Der geschilderte dreifache Lebensrhythmus durchwirkt vielfältig abgewandelt mit seiner Dynamik alle Pflanzen; er ist jedem ihrer Teile, sogar Zellbausteinen und Molekülen, übergeordnet. In ihm wird ein nichtmaterielles Prinzip faßbar, welches Goethe die *Urpflanze* – und für die jeweilige Pflanzengattung den *Typus* – nennt. Die Urpflanze erscheint der »anschauenden Urteilskraft« Goethes als wesenhafte Wirklichkeit. Wer darin nur eine ausgedachte Utopie oder bloße Abstraktion zu sehen vermag, bleibt einer mechanistischen Betrachtungsweise des Lebens verhaftet. Er verschließt sich nicht nur den Weg zur einer wirklichkeitsgemäßen Betrachtung der Pflanze, sondern zu einer geistgemäßen Erkenntnis aller höheren Naturreiche.

Einen Höhepunkt der Polarität erblicken wir, wenn wir die vollerblühte, mit dem Umkreis verbundene Sommerpflanze dem Winter- und

Ruhezustand des Samenkorns gegenüberstellen. Das Begriffspaar der Ausdehnung und Zusammenziehung steigert sich hier zum Phasenwechsel höchster Evolution und stärkster Involution (Rückentwicklung) eines Organismus. Im Sinne einer goetheanistischen Betrachtungsweise aber darf hier der durch die Jahreszeiten fortwirkende Wachstumsrhythmus als Ausdruck der Begegnung zweier Welten aufgefaßt werden. In der Sommerpflanze tritt das nicht sinnliche Prinzip der *Gattung* oder des *Typus* voll in Erscheinung, im Samenkorn hat sich dieses Wesenhafte fast ganz aus der Stoffesebene in eine unsichtbare Welt zurückgezogen. So aber arbeitet sich schon bei jedem Wachstum eines Blattes und des ganzen Sprosses (Ausdehnung) das urpflanzliche Prinzip, welches der äußeren Erscheinungsform zugrunde liegt, in die Stoffesebene hinein und zieht sich aus ihr mit der »Verkümmerung« zu den Hochblättern oder zum verstäubenden Blütenblatt wieder heraus. Blühen und Fruchten, als Höherentwicklung des Sprosses aufgefaßt, sind somit Ausdruck eines erneuten Eingreifens des Geist-Prinzips, das – von der Arbeit der Assimilation befreit – auf höherer Ebene neuartige Möglichkeiten und Qualitäten offenbart. Sie urständen letzten Endes in ihm und sind nicht aus der Stoffeswelt heraus zu erklären. Diese kann in ihrer Verschiedenartigkeit, zum Beispiel von Sumpf- oder Trockenboden gleichsam nur Fragen stellen, welche die Pflanzenwesenheit, »im Kampf ums Dasein« sich an die besonderen physischen Bedingungen anpassend, aktiv beantwortet.

Mit der Entdeckung der Urpflanze, welche sich als lebendige Idee ergreifen läßt, hat Goethe also nicht nur das »integrale Wesen« gefunden, das erst alle entsprechenden Organismen zur Pflanze macht, sondern zugleich in der Metamorphosenlehre die konkreten beobachtbaren Schritte seines Wirkens aufgezeigt. Diese goetheanistische Betrachtungsart schließt eine bloß mechanistische Deutung der Evolutionsfaktoren aus. Damit aber ist methodisch der Weg zum Umdenken und zu einem wesensgemäßen Erfassen aller Organismen gewiesen – bis hin zum immer noch so »unbekannten Wesen« Mensch. Mit Recht konnte deshalb Rudolf Steiner als Herausgeber und Kommentator der »Naturwissenschaftlichen Schriften« Goethes diesen als den Kopernikus und Kepler der organischen Welt bezeichnen.

Die Entstehung des Lebens

Bei Anwendung der Methode Goethes zeigt sich, daß die übliche Vorstellung einer – wenn auch durch unzählige Stufen hindurchgehenden –

FIGUR 4

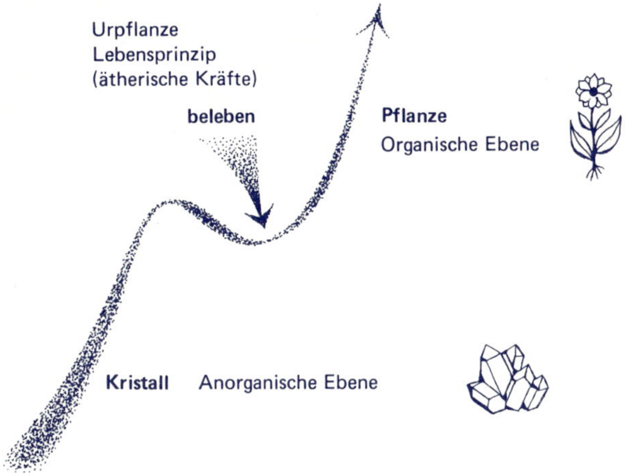

kontinuierlich ansteigenden Höherentwicklung zu einfach gedacht, ja falsch ist und zudem die Wesensunterschiede zwischen den Naturreichen verwischt.

Schon der Übergang der anorganischen zur organischen Schöpfung, der Unterschied zwischen Mineral und Pflanze, läßt sich nur im Spannungsfeld der Polarität richtig erfassen. Dieses kann nicht weit genug gedacht werden und entspringt aus der Gegensätzlichkeit von Materiellem und Immateriellem, von sinnlich Faßbarem und Übersinnlichem, also letzten Endes von Materie und Geist. Nur wo ein Geistiges schöpferisch von oben her eingreift, kann die Stoffeswelt, die mechanischen Gesetzen unterliegt, über sich selbst hinausgeführt werden. Sie strebt als solche zum festen Aggregatzustand hin und erreicht ihre höchste Ausgestaltung in der Kristallgestalt, deren Klarheit und exakte Gesetzmäßigkeit wir mit Recht bewundern. Für den Kristall ist zugleich typisch, daß sich in ihm ein einziger Stoff, sei es ein Element oder eine chemische Verbindung, repräsentiert. In der Pflanze hingegen wirkt stets eine Unzahl verschiedenster Stoffe zusammen, und der allgemein bekannte Charakter organischer Formen ist ein ganz anderer, als ihn die von ebenen Flächen, Kanten und Ecken scharf umrissene Kristallform aufweist. Nirgends geht durch Verfeinerung oder Differenzierung ein Kristall in eine Pflanze über. Im Gegenteil, die Kristallgestalt muß vernichtet werden, wenn organisches Leben auftreten soll. Die Verwitterung des Felsigen bis zur feinsten Krümelstruktur, ja die völlige Entformung alles Mineralischen im flüssigen, gelösten Zustand sind die Voraussetzung für die so ganz andersartige Neu-formung einer Pflanze (siehe Fig. 4).

In ihr treten die Eigengesetze des Anorganischen zurück. Alle *Materie* in ihr muß als *Material* betrachtet werden, dessen sich das aus einer anderen Daseinssphäre hereinwirkende Lebensprinzip der Urpflanze bedient, um sich schrittweise verstofflichen, beziehungsweise sinnlich manifestieren zu können. Dabei erfährt die Stoffesebene durch die Bildung einer Unzahl neuer Formen und komplizierter Stoffe sowie innerer Strukturen eine echte Steigerung, die Ausdruck der schöpferischen Potenz des Lebens ist.

Das Tierreich – die Stufe seelischen Lebens

Die Grenze zwischen Pflanzen- und Tierreich wird beim Tier und auch beim Menschen markiert durch den Übergang vom Schlafen zum Wachen. Das organisch betonte Leben des unbewußten Tiefschlafs geht beim Erwachen in das vom Bewußtsein getragene Er-leben, also in das seelische Leben über, das sich an den Sinneswahrnehmungen entzündet. Mit der Fortsetzung der Sinnesempfindung in die Gefühle der Lust oder Unlust, der Sympathie oder Antipathie, sowie in Gestalt von Trieben, Begierden und Leidenschaften werden wir uns einer als seelisch empfundenen realen Innenwelt bewußt, die wir mit Recht auch den Tieren zuschreiben. Das Auftreten polarer Wechselwirkungen ist unverkennbar und an vielen Erscheinungen ablesbar. Im Tiefschlaf überwiegt die den Organismus aufbauende organische Basis. Die tierische Organisation übernimmt deren Grundbaustein, die Zelle, als Voraussetzung allen Wachstums, der Regeneration und Fortpflanzung durch Zellteilung. Aber Blatt- und Blütenformen werden zurückgewiesen und machen völlig neuen Gestalten Platz. Die Ortsgebundenheit an der Schlafstelle erinnert noch an den unverrückbaren Standort der Pflanze, der durch die Verwurzelung bedingt ist. Aber der Regsamkeit der Triebe, die ja als innere An-triebe wirken, entspricht die Ortsungebundenheit und Beweglichkeit des erwachten Tieres. In ihm wird die kaum merkbare, pflanzliche Wachstumsbewegung, die vor allem von äußeren kosmischen Rhythmen abhängt, von der freien raschen tierischen Eigenbewegung abgelöst. Von der Blattstruktur her bestimmt, ist die Pflanze ein Oberflächenwesen. Ihr tritt im Tier polar ein in sich abgeschlossener Organismus entgegen, der in körperlichen Hohlräumen (zum Beispiel Bauchhöhle, Brusthöhle) Organe birgt und zugleich ver-birgt. Dieser anatomische Innenraum aber muß als Ausdruck des unsichtbaren seelischen Inneren aufgefaßt werden. Zugleich wird auch die äußere Gestaltung, Farbgebung und Bewegung des Tieres Ausdruck dieses Inneren.

Eine *wesensgemäße* Tier- und Menschenkunde kann deshalb niemals bei einer nur äußeren Beschreibung stehen bleiben. Sie muß regelrechte *Ausdruckskunde* werden und zugleich alle Organe, vorzüglich aber die Sinnesorgane und Gliedmaßen, als Werkzeuge oder Instrumente eines Seelischen erfassen lernen.

Dieses Seelische zieht beim Erwachen aus einer übersinnlichen Sphäre in die Leiblichkeit ein, zieht sich gleichsam zusammen und äußert sich bei dieser seiner Einkörperung sofort im Augenaufschlag oder in der Regsamkeit der Glieder. Es löst sich zur Schlafenszeit in einer Art Ausdehnung von seiner Organisation weitestgehend los, wobei diese zurückfällt in den pflanzenverwandten Urzustand, der in der ersten Embryonalzeit durchlaufen wurde. Die uns von der Pflanze her bekannten polaren Wachstumsformen der Ausdehnung und Zusammenziehung werden auf der höheren Ebene der Tierstufe zu einer Art Atmungsprozeß zwischen Leib und Seele gesteigert. Nur der regelmäßige Wechsel dieser entgegengesetzten Lebensphasen, der Kunstgriff des Rhythmus, vermag dabei die Einheitlichkeit des Organismus zu garantieren.

Im morgendlichen Einzug der beseelenden Kräfte aber dürfen wir einen Abglanz des Schöpfungsprozesses im Kleinen erblicken. Er hat in Jahrmillionen durch das Sich-Hineinarbeiten dieser Kräfte in die organische Basis diese zur Vielfalt immer differenzierterer, bewußterer, höherer Wesen emporgeführt. So kam es zur Ausbildung und Vollendung des Tierreiches (siehe Fig. 5).

Nirgends kann sich also etwas »höher« entwickeln, wenn nicht gleichzeitig eine neue Kräftewelt heruntersteigt und sich hereinbegibt, um eine seelenlose – jedoch durch die organischen Kräfte vorbereitete

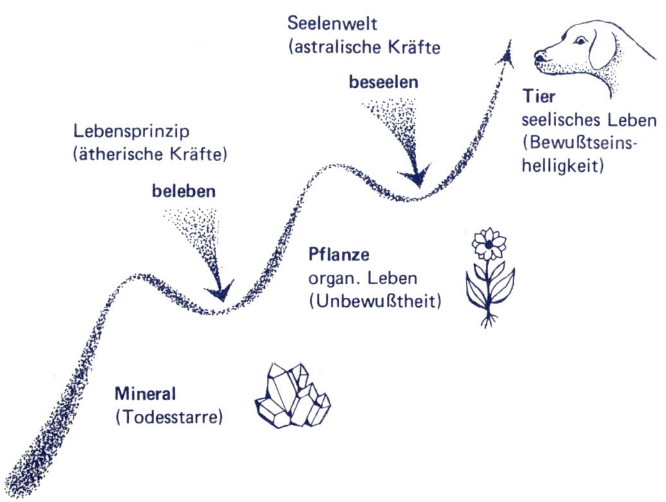

FIGUR 5

und aufgeschlossene – Stoffeswelt zu beseelen und sich in ihr zu verkörpern. Dabei stehen wir vor der Tatsache, daß es sich – äußerlich gesehen – nicht nur um eine Entwicklung von unten nach oben, sondern auch um eine solche von außen nach innen handelt: die stetige Zunahme der Bewußtseinshelligkeit der Wesen zeigt zugleich einen Ver-innerlichungsprozeß an, der im Menschen als dem Wesen tiefster und reichhaltigster Innerlichkeit gipfelt.

An zahllosen Phänomenen der tierischen Entwicklung und Organisation können die Gesetzmäßigkeiten dieses Prozesses der Begegnung zweier Seinsebenen und der Verinnerlichung abgelesen werden. Alle Einstülpungsprozesse der Embryonalentwicklung, zum Beispiel die Anlage der »Nervenrinne« und ihr Übergang in das »Neuralrohr« oder die Abschnürung der Anlage der Augenlinse aus dem Ektoderm (Außenhaut), müssen in diesem Lichte gesehen werden. Dabei begegnen wir immer erneut dem Gesetz der Polarität und Steigerung als Wegweiser. So zeigt zum Beispiel die mehrere 100 000 Arten umfassende Welt der Insekten als Urphänomen ihres Werdens den rätselvollen Übergang von der Larve zur Imago, also von den Vorstufen maden- oder wurmähnlicher Gebilde in die ausgereifte Gestalt des geflügelten Wesens, wie es von Raupe und Schmetterling jeder kennt. Aber wie zwischen Sproß und Blüte der Involutionszustand der Knospe liegt, so zwischen Larve und Imago der Zwischen- und Ruhezustand der Verpuppung. Die schwerbewegliche, im Fressen, Aufbau und Wachsen sich erschöpfende Raupe kann nur durch einen gewaltsam anmutenden Eingriff, die »Einschmelzungs- und Fastenkur« des Puppenzustandes, zum farbenfreudigen, beflügelten und leichten Falterwesen emporgeläutert werden. Und trotzdem »schlummert« in ihren biologischen Tiefen bereits die noch verborgene »Idee« ihres wahren Wesens, die im Schmetterling endgültig – gesteigert – in Erscheinung tritt oder »erwacht«. Dazu muß aber die unreife, niedere Vorstufe regelrecht überwunden und abgestreift werden. Der im Schlafen und Wachen sich zeigende Bewußtseinswandel hat bei diesen niederen Naturwesen gleichsam organische Gestalt angenommen. Für Polyp und Meduse, den »Schmetterlingen des Meeres« hat H. Poppelbaum in seinem Buche »Tierwesenskunde« die gleiche Polarität eindrucksvoll dargestellt.

Eine seelische Welt als höhere Wirklichkeit

An dieser Stelle muß sich die Frage nach Natur und Eigenart der übersinnlichen Kräftebereiche erheben, denen das *Leben* der Erde entstammt und auf die uns eine goetheanistische Betrachtung so eindringlich hinzuweisen vermag. Die Beantwortung dieser echten Grenzfrage nach der Erforschung höherer Welten setzt eine Schulung des Bewußtseins voraus, welche dieses in die Lage versetzt, Übersinnliches exakt zu *erfahren* und zu *erforschen*, wie es in der anthroposophisch orientierten Geisteswissenschaft geschieht. In seinem Buche »Theosophie – Einführung in übersinnliche Welterkenntnis und Menschenbestimmung« schildert Rudolf Steiner zum Beispiel ausführlich das »Seelenland«, dem alle das Tierreich bildenden Seelenkräfte entstammen, als übersinnliche, siebenfach abgestufte Wirklichkeit. Das alte (atavistische) Hellsehen der vorchristlichen Menschheit konnte diese innere Seite des Kosmos noch bildhaft erleben und sah in den Sternkonfigurationen des sogenannten *Tierkreises* einen Ausdruck dieser Welt. Von dort – also von den Sternen (= astra) – stammt auch der Ausdruck »astralische Welt«, der durchaus auch heute noch verwendbar ist, wenn man sich des gewaltigen Unterschiedes der Methode bewußt ist, die es ermöglicht, im modernen Sinne von dieser Kräftesphäre als einer erforschbaren Wirklichkeit zu sprechen. Die Verinnerlichung und »Verdichtung« dieser Kräfte in einer physischen Leiblichkeit führt dann zum Begriff einer »astralischen Organisation« oder des »Astralleibes«, der Tier *und* Mensch gemeinsam ist und sie als beseelte Organismen von der Pflanze unterscheidet.

Die Beseelung durch den Atem

An einem letzten Beispiel sei die Wirkungsweise der Polarität und zugleich des Beseeltwerdens oder »Durchastralisierens« der Leiblichkeit gezeigt. Das Seelenhafte bewohnt den Leib keineswegs wie ein Eigentümer sein fertiges Haus. Es ist vielmehr wesentlich an der Aufrechterhaltung des physischen Organismus und seiner physiologischen Funktionen beteiligt. Die äußere Bewegung setzt die innere Bewegung in Gestalt der Herztätigkeit und Atembewegung sowie der Darmarbeit voraus. In den dazu erforderlichen Muskeln aber wirkt ein dumpfer Lebenswille als Ausdruck des Selbsterhaltungstriebes. Die rasche, pulsierende Blut- und Herzbewegung zeigt, wie das langsame Sickern und Strömen der pflanzlichen Lebenssäfte und die kaum bemerkbare Wachstumsbewegung »entmachtet« und von einem höheren Prinzip durchdynamisiert werden.

Greifen wir den Vorgang der Atmung heraus. Oft wird auf den Stoffkreislauf zwischen Pflanze und Tier hingewiesen, der darin besteht, daß die Pflanze den zum tierischen Leben notwendigen Sauerstoff abgibt und das vom Tier daraus gebildete Ausatmungsprodukt, nämlich das Kohlendioxyd (CO_2) wieder aufnimmt. Die Fähigkeit der Pflanze, mit Hilfe des Chlorophylls aus Wasser, CO_2 und Licht organische Substanz (Stärke) zu bilden, ist ein fundamentaler Lebensvorgang (Assimilation) und die Voraussetzung aller übrigen organischen Stoffbildung.

Man könnte nun annehmen, diese Fähigkeit würde in den höherstehenden Tieren von der Natur verbessert und verstärkt werden. Die das Grün abweidenden Schafe, Ziegen oder Rinder lehren uns das Gegenteil: sie zerstören – fressend – die organisch-pflanzliche Grundlage und bringen damit zum Ausdruck, daß ihnen diese wichtige Fähigkeit zu organischem Substanzaufbau abgeht. Statt dessen tritt in ihnen das Verbrennen der Substanz (die Dissimilation als Oxydation) mit Hilfe des eingeatmeten Sauerstoffs ganz in den Vordergrund. Hier wird die zwischen organischem und seelischem Leben obwaltende Polarität erneut in zentraler Weise erkennbar. Der Weg von der Pflanze zum Tier ist eben kein direkter, sondern er führt über den entscheidenden Verlust einer lebenswichtigen Fähigkeit.

Doch die Natur arbeitet ökonomisch! Sie schafft das Chlorophyll nicht total ab, sie übernimmt es und verwandelt es, indem sie das Eisen anstelle des Magnesiums in den Blutfarbstoff der roten Blutkörperchen, in das Hämoglobin, einbaut. Dieses aber nimmt bekanntlich als Träger des eingeatmeten Sauerstoffs die Hauptrolle ein bei der Vermittlung der äußeren Atmung in die innere Zellatmung. In der zutage tretenden Umkehrung des gesamten Sauerstoff-Kohlendioxydprozesses äußert sich aber das Eingreifen der beseelenden Kräfte, welche den Organismus durchorganisieren und zum Warmblüter weiterentwickeln, um ihn zu einer stärkeren Entfaltung des seelischen Lebens zuzubereiten.

Daß im Atemholen unmittelbar seelische Kräfte wirksam sind, wußte die alte Weisheit. Das Wort »Inspiration« kann nicht nur das Hereinströmen von Luft, sondern auch eines seelisch-geistigen Inhaltes bedeuten. Im Lateinischen haben die Bezeichnungen für Seele (anima) und Wind (animus) den gleichen Wortstamm. Aber auch für ein modernes, ganz nach außen gerichtetes, kritisches Bewußtsein tritt dieser Zusammenhang – unüberhörbar! – in Erscheinung: dann nämlich, wenn ein Tier einen Laut von sich gibt. Jetzt wird der Ausatmungsvorgang, die Exspiration unmittelbar als Instrument des Seelischen benutzt, um das unhörbare und unsichtbare Innere – physisch vernehmbar – buchstäblich auszu-drücken. Aber auch dabei waltet das Gesetz von Polarität und Steigerung! Der dem Leben dienende, mehr oder weniger unbewußte Atmungsrhythmus muß gestört, die Atmungsfunktion relativ unterbrochen und die Ausatmung verstärkt und verlängert werden, um der neuen, höheren Funktion in Gestalt der Lautgebung zu dienen. Dabei treten die sonst an die biologischen Tiefen gebundenen Seelenkräfte, sich in einer gewissen Selbständigkeit manifestierend und zum Tönen gesteigert, als solche in Erscheinung. Im Blöken, Kläffen, Brüllen, Zwitschern und so weiter werden wir unmittelbar des Inneren eines Tieres und damit seiner seelischen Wesenheit gewahr. Dies ist aber nur möglich, weil bei der Entwicklung der Atmungsfunktion von Anfang an das Seelisch-Astrale entscheidend mitgewirkt hat.

Der Mensch – ein viertes Naturreich?

Mit der bisherigen Betrachtung haben wir nun – wenn auch nur skizzenhaft – die Voraussetzung geschaffen, um uns an die Frage nach dem eigentlichen Wesen des Menschen und nach dem Unterschied von Tier und Mensch heranzuwagen. Nur wenn der Mensch nicht eine der vielen, so verschiedenartigen Gattungen des Tierreiches darstellt, wenn ihn vielmehr etwas Erstmaliges und ganz Besonderes auszeichnet, das ihn aus dem Tierreich heraushebt, könnten wir die Menschheit als neues, viertes Naturreich im Stufenbau der Schöpfung ansehen. Vieles könnte dagegensprechen. Jedes Naturreich beinhaltet Tausende von Arten und Gattungen, die zudem unerhört verschieden sind. Die einheitliche Menschengattung aber weist in ihren weißen, gelben und schwarzen Vertretern so geringfügige Unterschiede auf, daß diese nicht einmal mit der Vielfalt der Hunderassen verglichen werden können.

Wer andererseits allzu leichthin oder dogmatisch den Menschen als Träger eines »Ich«, des »Geistes« oder gar »göttlichen Funkens« ansieht, bedenke, daß er damit ein Prinzip voraussetzt, das im Widerspruch steht zu den Gesetzen der Vererbung, welche die moderne Biologie gleichsam als allmächtig ansieht. Denn im Allgemeinen wird, wie schon angeführt, der Mensch heutzutage nur als ein Produkt von Vererbung und Umwelt aufgefaßt.

Ein Ichwesen anzunehmen, das den Menschen in den Rang der Einmaligkeit der Individualität emporhebt, hieße doch, dem Menschen ein *antibiologisches Prinzip* ersten Ranges zuzugestehen, das letzten Endes die Gesetze der Vererbung, des Stammes, der Gattung und Rasse sprengen müßte. In der Tat haben weder die Biologie und Medizin noch die Psychologie und leider auch nicht die Theologie den Unterschied zwischen Tier- und Menschenseele wissenschaftlich gültig herausgearbeitet oder gar ein Spezialfach »Antibiologie« ausgebildet.

Darum konnte aber auch von der naturwissenschaftlichen Seite her das moralisch-religiöse Fundament des Abendlandes, das Christentum, bisher nicht unterbaut werden. Setzt es doch einen seelisch-geistigen (unsterblichen) Wesenskern voraus, der den Menschen vom Tier eindeutig unterscheidet und jedem Menschen unabhängig von Abstammung und Rassenzugehörigkeit innewohnen soll. Es hat sich im Gegenteil der Abgrund zwischen Wissen und Glauben immer mehr vertieft.

Im konsequent-logischen Sinne des Fortganges unserer bisherigen Betrachtung wird die oben angedeutete »Antibiologie« von der Sache selbst – also vom Menschen – gefordert. Wie wir gesehen haben, ist die Höherentwicklung zu einem neuen Naturreich nur möglich, wenn übersinnliche Kräftwelten hereinwirken. Dabei müssen aber Eigenarten und Gesetze des nächst niedrigen Reiches im Sinne der Polarität weitgehend zurückgedrängt werden, um den neuen Lebensformen Raum zu geben. Zugleich stellt das höhere Prinzip das niedere in seinen Dienst, ohne es total aufzuheben. Es ist ihm übergeordnet. So verweben sich laufend Aufbau- und Abbauprozesse, evolutorische und involutorische Phasen, als Voraussetzung der Steigerung oder Höherentwicklung.

Trotz der unleugbaren Verwandtschaft des Menschen mit dem Tierreich würde das aber bedeuten, die bisherige Abstammungslehre geradezu auf den Kopf stellen zu müssen. Wenn es nämlich ein so mächtiges Prinzip gäbe, das den Menschen aus dem Tierreich herauszuheben vermöchte, müßte es die typischen tierischen Merkmale und Erscheinungsformen erst einmal zurückdrängen, in Schranken weisen, also – mindestens relativ – zurückbilden oder erst gar nicht zur Ausbildung kommen lassen. Es müßte sich eine Art Ent-tierungsgeschehen, ein Ent-animalisierungsprozeß äußerlich und innerlich nachweisen lassen. Erst dann könnte ein ganz Neuartiges als Steigerung oder Höherentwicklung des Lebens in Erscheinung treten.

Ent-animalisierung als Voraussetzung der Menschwerdung

Die Notwendigkeit und Fruchtbarkeit dieser ungewohnten Fragestellung, die den Leser zunächst befremden mag, zeigt sich an vielen überraschenden und bestätigenden Antworten. In seinem Buch »Mensch und Tier«, das bereits 1928 in der Erstauflage erschien, hat der Biologe Dr. H. Poppelbaum auf der Grundlage anthroposophischen Gedankengutes eine ausführliche Darstellung dieses Problems gegeben, das wir hier nur skizzenhaft behandeln können.

Für jedes höhere Säugetier ist zum Beispiel die besonders starke

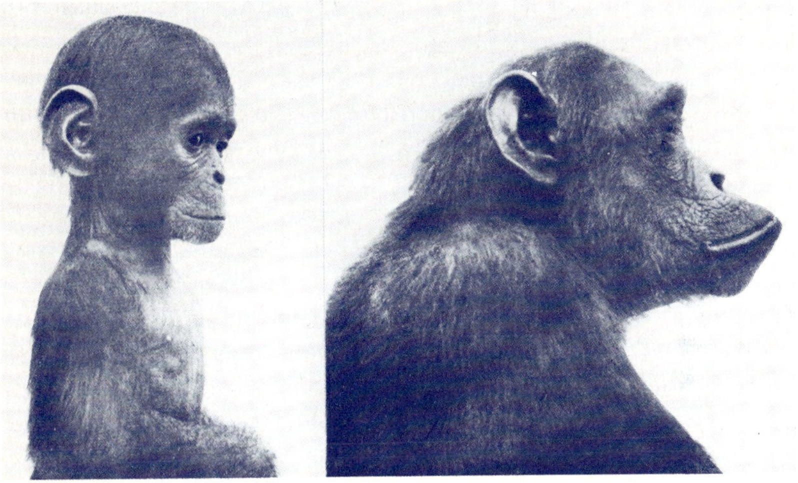

Ausbildung der unteren Gesichtspartie typisch, die uns nötigt, von Schnauze und Maul zu sprechen. Die menschliche Kopfbildung hält jedoch das Kieferwachstum zurück und bewahrt so ein Stadium, welches das Affenbaby rasch hinter sich läßt (siehe Abb. oben). Es sei hier auch das Werk des Berliner Zoologen Westenhöfer »Der Eigenweg des Menschen« erwähnt, der eindrucksvoll nachweist, wie zahlreiche menschliche Bildungen nicht etwa vollkommener oder differenzierter als die entsprechenden tierischen Organe sind, sondern ein primitives, verhältnismäßig undifferenziertes Stadium, also eine Art Unterentwicklung beibehalten. Dies gilt besonders auch für das Gebiß. Die dolchartigen Reiß- und Eckzähne des Raubtiers und seine messerscharfen Backenzähne sind auf Tierfang und Fleischnahrung spezialisiert. Die breiten, stumpfen Backenzähne und das völlige Fehlen der Eckzähne beim Wiederkäuer hingegen lassen auf den ersten Blick die Mahlfunktion des Pflanzenfressers erkennen. Demgegenüber ist das menschliche Gebiß ganz undifferenziert und auf keine besondere Ernährungsweise festgelegt. Westenhöfer geht – beim Vergleich mit dem Affengebiß – so genau vor, daß er sogar aussprechen kann: »Der Mensch hat niemals einen anthropoiden-ähnlichen Eckzahn besessen« – der bekanntlich bei allen Menschenaffen noch stark hervortritt.

Ähnlich verhält es sich mit der Wirbelsäule, welche ja den Wirbeltieren den Namen gegeben hat. Für die tierische Wirbelsäule ist es typisch, daß sie aus dem Rumpf heraustretend als Schwanz, Schweif oder wenigstens noch als Pritsche (Hase) eine typische tierische Gestalt annimmt. Man bedenke, welch »sprechendes« Ausdrucksmittel etwa ein Hund durch die Beweglichkeit seines Schwanzes besitzt! In der menschlichen Organisation wird hingegen der tierische Schwanz »eingezogen« und an seiner Stelle sind nur noch wenige verkümmerte Steißbeinwirbelchen nachzuweisen.

Auch die menschliche Hand hält in ihrer einfachen Fünfgliedrigkeit ein primitives, undifferenziertes Stadium der Embryonalzeit fest. Die tierischen Gliedmaßen hingegen erscheinen, etwa als Vogelflügel, Pferdefuß, Löwenpranke oder Grabschaufel des Maulwurfs, hoch spezialisiert und in bestimmte Richtungen weiterentwickelt. Nur durch die Erfindung und das Hand-haben entsprechender Werkzeuge vermag der Mensch diesen Mangel auszugleichen.

Ähnlich verhält es sich mit den Hufen und Krallen, denen gegenüber die schwachen Hornplättchen menschlicher Nagelbildung geradezu als Rudimente erscheinen.

Mit welch einem Schmuck hinwiederum vermag ein Steinbock durch sein mächtiges Gehörn oder auch ein Vierzehnender aufzuwarten! Müßte man beim Menschen als dem angeblichen Herrn und der Krone der Schöpfung nicht eine besonders hervortretende »Kopfverzierung« erwarten? Doch davon ist keine Rede.

Jedes höhere Tier hat als Schutz gegen die Unbilden der Witterung und andere Umgebungseinflüsse eine seiner Eigenart angemessene Umhüllung der Haut, sei es als Schuppen-, Feder- oder Haarkleid. Die zusätzliche Ausstattung mit Farbigkeit und Mustern, Mähnen oder Quasten und so weiter darf als besonderes typisches Merkmal tierischer Gestaltungsmöglichkeiten empfunden werden. Dem Menschen jedoch bleibt ein Haarkleid weitestgehend versagt. Das Schlagwort vom »nackten Affen« weist darauf hin, daß er diese zunächst ganz unverständliche Mangelausstattung durch die Natur deutlich empfindet. Er sollte sie tiefer verstehen lernen!

Retardierung*), das Grundgesetz menschlicher Kindheit

Sind alle die angeführten Phänomene nur Zufälligkeiten – oder weisen sie nicht vielmehr auf eine übergeordnete Gesetzmäßigkeit hin? In der Tat fanden wir eine ganze Reihe von Stauungs-, Rückbildungs- oder Involutionsvorgängen, welche – als Ent-tierungsprozeß gedeutet – das Eingreifen eines dem Tierreich übergeordneten Prinzips anzeigen.

---

*) verzögerte Entwicklung

Besonders deutlich tritt uns dies bei einem Vergleich der *Zeitdauer* der einzelnen (ontogenetischen) Entwicklung der heranwachsenden Tiere mit der des Menschen entgegen. Die über zwanzig Jahre in Anspruch nehmende Entwicklung des Menschen ist – gemessen an allen vergleichbaren höheren Säugetieren – ein einzigartiges, völlig aus der Rolle fallendes Phänomen. Selbst Tiere von übermenschlicher Größe und Masse, wie Rinder und Elefanten sind, ebenso wie alle Menschenaffen, in wenigen Jahren ausgewachsen. Es folgen erste Zahnbildung, Zahnwechsel und Geschlechtsreife unmittelbar aufeinander. Die menschliche Organisation legt jahrelange Pausen ein und ist selbst mit der Geschlechtsreife, wodurch die Arterhaltung gewährleistet ist, noch nicht fertig. Da die Hypophyse das Wachstum steuert, sieht der holländische Biologie Bolk in dieser unübersehbaren Wachstumshemmung und -verzögerung, welche auch die Ausbildung eines regulären Haarkleides in den sekundären Geschlechtsmerkmalen der Achsel- und Schambehaarung stecken bleiben läßt, den Ausdruck einer tiefgreifenden Störung der Produktion von Hormonen und des Zusammenspiels der inneren Drüsen. So gesehen wird der Mensch als eine »hormonelle Mißbildung« – konsequent gedacht – das schwergeschädigte Zufallsprodukt einer unglücklich verlaufenen Mutation.

Das Ich als geistige Wirklichkeit

Wie aber deutet die geisteswissenschaftliche Betrachtung das Phänomen der Retardierung des Menschen, die offensichtlich sein Grundgesetz ist? Sie hält die ohnehin zurückhaltende und relativ unausdifferenzierte Organisation plastisch und offen, damit das neue und höhere Prinzip (das von Petrowič gesuchte »integrale Wesen«) als Ich-Wesenheit aus einer geistigen Welt herunterkommen und einziehen kann. Es sollte uns demnach nicht wundern, daß sich die Natur zwanzig Jahre Zeit nimmt, um etwas ganz Neues schaffen zu können: eben aus einer tierähnlichen Vorform einen Menschen zu bilden und damit ein ganz neues Naturreich aufzubauen (siehe Fig. 6).

Aber auch das Ichwesen bezieht kein fertiges Haus. Es arbeitet ähnlich wie bereits für die seelischen Kräfte angedeutet wurde, an der Bildung seiner Hülle oder Behausung intensiv mit, wenn auch zunächst unbewußt. Es handelt sich also beim heranwachsenden Kinde um einen regelrechten, langsamen Einkörperungsprozeß eines geistigen Prinzips, das einmal im klaren Ich-Bewußtsein aufleuchten will. Dieser schrittweise Vorgang, in welchem der Lebenswille des Ich auch alle Muskula-

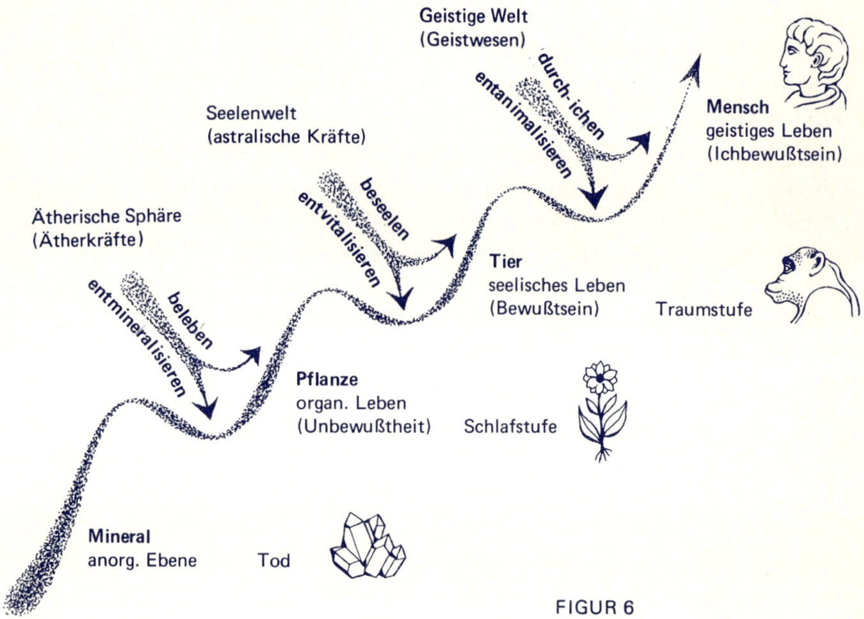

FIGUR 6

tur ergreifen lernt, darf mit Recht als »Fleischwerdung«, als In-karnationsprozeß oder Verkörperung bezeichnet werden. Immer mehr wird sich zeigen, daß eine wirklichkeits- und wesensgemäße Menschenkunde, Pädagogik, Psychologie, Medizin und Sozialwissenschaft ohne die systematische Erarbeitung des im heutigen Wissenschaftsbetrieb noch unbekannten Begriffs der Inkarnation in Zukunft nicht auskommen kann. Dazu aber gehört, daß diese neue Wissenschaft vom Ich-wesen, vielleicht könnte man sie Pneumatologie (Geist-Kunde) nennen, nicht nur von einer *Postexistenz* des Menschen nach dem Tode, sondern auch von seiner vorkonzeptionellen *Präexistenz* wird lernen müssen zu sprechen. So muß dem Begriff der Unsterblichkeit der ergänzende Begriff der »Ungeborenheit« gegenübergestellt werden. Rudolf Steiner erschien es im Interesse einer heilsamen Menschheitsentwicklung »wichtig, daß mit aller Energie bekämpft werde diese Anschauung, die nicht die Präexistenz will. Der Mensch muß erkennen, daß er war, ehe er geboren oder empfangen wurde im physischen Dasein. Er muß ehrerbietig und heiligend aufnehmen dasjenige, was ihm aus göttlich-geistigen Welten zugeteilt war vor diesem physisch-irdischen Dasein«. (Aus »Die Verantwortung des Menschen für die Weltentwicklung«, Dornach 21. 1. bis 1. 4. 1921).

Das *Ich* bildet als Geist den innersten Kern der Seele und führt den Menschen zur höchsten Klarheit des Bewußtseins, ja zum Selbstbewußtsein. Es ist Mittelpunkt seiner gegenüber dem Tier deutlich vertieften Innerlichkeit. Um nicht bei einer bloßen Abstraktion zu bleiben, dürfen wir aber im Sinne unseres methodischen Vorgehens erwarten, daß sich dieses neue Prinzip auch deutlich und seiner Natur entsprechend *äußert*. So soll jetzt noch auf die *Steigerung* hingewiesen werden, die als Ausdruck der geschehenen Höherentwicklung des Menschen zu erwarten ist und ihn in einzigartiger Weise vom Tier unterscheidet.

Es handelt sich um den aufrechten Gang, um das Sprechen und das Denken und um die damit verbundenen anatomischen Gegebenheiten. Der vernunftbegabte Mensch entwickelt den »Spiegelapparat« des Bewußtseins und des Denkens weit über alle Tiere hinaus. Sein Gehirn ist das schwerste im Verhältnis zum Körpergewicht. Polar zu der Zurückhaltung der Kieferpartie des menschlichen Antlitzes bildet sich die mächtige Schädelwölbung aus und formt zugleich die für den Menschen charakteristische Stirne. Hinter ihr hat die fast drei Pfund schwere Gehirnmasse gut Platz, die etwa das Dreifache des Gehirngewichts von Menschenaffen beträgt.

Die Befreiung der vorderen Gliedmaßen von der Trage- und Fortbewegungsfunktion des Vierfüßers darf ebenfalls als eine Art Rückbildung gedeutet werden, welche erst die Steigerung von Armen und Händen zu Werkzeugen und Ausdrucksmitteln des menschlichen Geistes ermöglicht. Zugleich entsteht das einzige wirklich aufrecht schreitende Wesen der Schöpfung. Nur der Mensch vermag zum Beispiel das Knie wirklich zu strecken, weshalb der Zoologe K. F. von Baer sagen konnte: »Jede Kreatur erscheint vor dem Menschen mit gebogenem Knie.« Die aufrechte Haltung ist ein unmittelbarer Ausdruck der Durch-ichung des Menschen.

In der menschlichen Sprache ist die Weiterentwicklung der tierischen Lautgebung als Ichfunktion im mittleren Bereich, dem rhythmischen System, abzulesen. Die typische tierische Lautbildung, Brummen, Kläffen, Brüllen usw. wird zurückgehalten, damit nun das Wort erklingen kann. Die Steigerung ist vor allem daran erkennbar, daß das Wort nicht nur eine Seelenstimmung ausdrückt, sondern einen Sinn beinhaltet. Es wird zum Träger des von oben, vom Denken erfaßten Wahrheitsgehaltes und vermag in dieser Steigerung die unerschöpfliche, im Menschenhaupt aufleuchtende Geistigkeit dem Mitmenschen zu vermitteln (siehe Fig. 7).

Aufrechtes Gehen, Sprechen und Denken müssen als typische Ich-

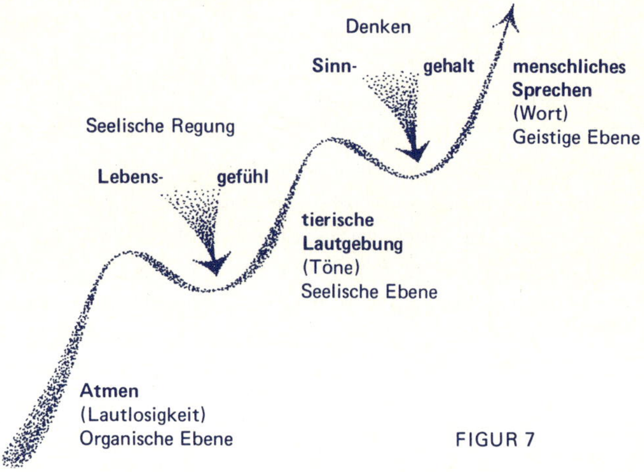

FIGUR 7

funktionen verstanden werden, die nicht unmittelbar der Vererbung unterliegen. Wie »Wolfskinder« zeigten, lernt das Kind sich aufzurichten nur dadurch, daß es die aufrecht schreitende ich-begabte Menschengestalt nachahmt. Im Gegensatz zur Lautgebung der Tiere ist die Muttersprache des Menschen ebenfalls nicht durch die Vererbung festgelegt. Würde ein Bienenvolk plötzlich fortan viereckige statt sechseckige Waben bauen, so könnte der Biologe mit Recht von einer Mutation, also von einer Änderung im Erbgefüge sprechen. Es wäre aber grotesk – wenn auch im materialistischen Sinn konsequent –, die Umwandlung des romanischen in den gotischen Baustil durch einen Sprung in den Chromosomen der betreffenden mittelalterlichen Architekten erklären zu wollen. Die phantasievolle, freie schöpferische Tätigkeit im Vorstellungs- und Denkbereich erhebt sich über die Vererbungsgesetze. Sie ist ebenfalls ein unmittelbarer Ausdruck des Ich, das sich auch hier als das von uns gesuchte antibiologische Prinzip ausweist. Gehen, Sprechen und Denken werden nicht, wie zum Beispiel Rosenduft oder auch eine Instinkthandlung, von der physischen Organisation hervorgebracht, sondern von der höheren Instanz, die sich ihrer bedient.

Der Mensch als unfertiges, aber schöpferisches Wesen

Im Menschen steigt die Natur vom Geschöpf in den Rang eines schöpferischen Wesens empor. Die Ausbildung neuer Rassen wird zurückgehalten, statt dessen bringt nun der Geist des Menschen unzählige Schöpfungen hervor in Wissenschaft, Kunst und Religion, in Philosophie, Sozialgestaltung und in der Technik. Die wichtigste Aufgabe des Menschen aber ist es, sich selbst erst zu dem Wesen zu machen, zu dem er durch die Begabung mit dem Ichgeist veranlagt ist. So setzt er zum Beispiel mit jedem Erkenntnisakt den aufgezeigten Schöpfungsprozeß fort. Von außen flutet die Vielfalt der Wahrnehmungen in den Menschen hinein. Ihnen tritt er von innen her mit seinem Denken, sie aktiv verarbeitend, entgegen. In undurchschauten, dunklen Zusammenhängen schlummert in den Wahrnehmungen die zunächst noch verborgene Geistigkeit der Welt. Der Denker bildet nun die Wahrnehmung zurück, entkleidet sie ihres Bildcharakters und verdünnt sie gleichsam, bis der dazugehörende begriffliche Bezug und die Ideenwelt ihm ein-leuchtet. Gleiches begegnet dabei Gleichem. Denn im »Himmelslicht der Vernunft« des Menschen hat sich die Geistigkeit der Welt auf eine einzige Organisation zusammengezogen, individualisiert und wird sich ihrer selbst als Ich bewußt.

Dieses Herunterholen und Einströmenlassen des objektiven Ideen- und Geistgehaltes der Welt aber bedeutet schrittweise Bereicherung, geistiges Wachstum und individuelle Höherentwicklung. Was manchem Leser bisher noch als blasse Theorie erscheinen mochte, wird auf dieser Stufe unserer Betrachtung innerlich beobachtbarer Tatbestand für jeden, der den Prozeß seines Denkens wirklich erfassen lernt. Auch hier begegnen wir, in Wahrnehmung und Denken, dem Gesetz der Polarität, das zu einer Steigerung im Erkenntnisakt führt.

Rudolf Steiner hat in seinen philosophischen und erkenntnistheoretischen Schriften in grundlegender Weise die dabei in Betracht kommenden Fragen und Vorgänge beleuchtet.

Ähnlich verhält es sich im Bereich des Wollens. Hier gilt es, unseren aus der Tierverwandtschaft übernommenen Trieben, Instinkten und Begierden in echter Wesenspolarität gegenüberzutreten, sie aber nicht abzuwürgen oder zu »verdrängen«, sondern zu beherrschen, in Schranken zu weisen und zu verwandeln. Krallen, Reißzähne und Hörner hat uns die Natur genommen. Mit den typischen tierisch-seelischen Kräften im Inneren jedoch, die sachgerecht als unsere »niedere« Natur bezeichnet werden dürfen, müssen wir selbst fertig werden gemäß dem die ganze Schöpfung durchziehenden Werde- und Vervollkommnungsprozeß. Dieser Ent-animalisierungsvorgang, ohne den wir uns nicht weiterentwickeln können, ist noch im Gange. Hier werden Maßstäbe und Wurzeln einer zeitgemäßen Ethik sichtbar im Sinne des Wortes »Sich selbst besiegen, ist der schwerste Sieg«. Es ist der Sieg der Selbstüberwindung, die schrittweise zur *Freiheit* des menschlichen Wesens führt, das sich auf seiner höchsten Stufe, einsichtig und selbstlos, seine Lebensziele setzt und sich seine moralischen Wertmaßstäbe und Ideale zu geben vermag. Der Mensch kann sich so als Erkennender und Handelnder im Einklang fühlen mit seiner göttlich-geistigen Ursprungswelt.

In der Entfaltung der schöpferischen Kraft des Geistes, der im Denken bereichernd, im Fühlen vertiefend und im Wollen verwandelnd in Erscheinung treten kann, liegt zweifellos die Würde des Menschen begründet. Es dürfte zum wichtigsten Punkt der Menschenrechte gehören, den dazu erforderlichen Freiheitsraum zu schaffen und zu bewahren. Denn der Sinn des Menschenlebens erfüllt sich nur in dem Maße, wie das Ichwesen in der heranreifenden Individualität in Erscheinung treten kann. Das dabei aufleuchtende Schöpfungsziel bringt das Wort des Dichters Christian Morgenstern zum Ausdruck:

> Geschöpf nicht mehr, Gebieter der Gedanken,
> des Willens Herr, nicht mehr in Willens Frone,
> der flutenden Empfindung Maß und Meister,
>
> zu tief, um an Verneinung zu erkranken,
> zu frei, als daß Verstocktheit in ihm wohne:
> So bindet sich ein Mensch ans Reich der Geister.
>
> So findet er den Pfad zum Thron der Throne.

Literaturhinweise

R. Steiner: *Theosophie.* Einführung in übersinnliche Welterkenntnis und Menschenbestimmung, Tb 615, Dornach 1983, Rudolf Steiner Verlag

R. Steiner: *Die Geheimwissenschaft im Umriß.* Das Weltbild der anthroposophisch orientierten Geisteswissenschaft, Tb 601, Dornach 1985, Rudolf Steiner Verlag.

J. W. Goethe: *Die Metamorphose der Pflanzen.* Mit Anmerkungen von R. Steiner, 50 Abb., Großformat, Stuttgart 5. Aufl. 1984, Verlag Freies Geistesleben.

H. Poppelbaum: *Mensch und Tier.* Fünf Einblicke in ihren Wesensunterschied, Dornach 7. Aufl. 1975, Philosophisch-Anthroposophischer Verlag.

H. Poppelbaum: *Entwicklung, Vererbung und Abstammung.* Dornach 2. Aufl. 1974, Philosophisch-Anthroposophischer Verlag.

Ernst Lehrs: *Mensch und Materie.* Ein Beitrag zur Erweiterung der Naturerkenntnis nach der Methode Goethes. Vittorio Klostermann, Frankfurt.

Wilhelm Heinrich Preuß: *Geist und Stoff.* Schriften des Frühen Goetheanismus. Herausgegeben von Renate Riemeck und Wolfgang Schad. Stuttgart 1980, Edition: Verlag Freies Geistesleben, Die Pforte, Verlag Urachhaus.

VEREIN FÜR EIN ERWEITERTES HEILWESEN E.V.

Der Verein für ein erweitertes Heilwesen wurde 1953 von Ärzten, Patienten und Interessenten als eine gemeinnützige Organisation gegründet. Er versteht sich als sozial-hygienische Laienbewegung mit volkspädagogischen Aufgaben besonders auf dem Felde des Gesundheitswesens im weitesten Sinne.

Hauptziele

Der Verein für ein erweitertes Heilwesen betrachtet als seine Hauptaufgabe, eine natur- und menschengemäße Medizin und deren Heilmethoden zu fördern, voran die anthroposophisch orientierte Heilkunst. Er bemüht sich darum, die praktischen Methoden einer zeitgemäßen seelischen Hygiene zu erforschen und durch Vorträge, Schriftenreihen und Kurse zu verbreiten. Er fördert die künstlerischen Therapien, die Heileurythmie sowie die bereits bestehenden Institute, Forschungsgesellschaften und Ausbildungsstätten und bereitet mit den Boden für weitere Pflegestätten dieser Heilweise (Kliniken, Sanatorien, Therapeutika u. a.). Er unterstützt die Aus- und Fortbildung der im anthroposophischen Heilwesen Tätigen, besonders des ärztlichen Nachwuchses, und ermöglicht deren Niederlassung durch Stipendien und Darlehen.

Mitgliedschaft

Mitglied des Vereins für ein erweitertes Heilwesen kann jede natürliche oder juristische Person werden, die diese Ziele fördern will. Die Mitglieder erhalten die laufenden Jahresberichte mit einem Auszug aus der Bilanz und aktuelle Informationen auf dem Gebiet des Heilwesens. Außerdem erhalten sie kostenlos jährlich ein- bis zweimal neu erscheinende Merkblätter der Reihe »Soziale Hygiene« (Merkblätter für eine bewußte Lebensführung in Gesundheit und Krankheit).

Jedermann, der sich mit den Intentionen für ein freies Heilwesen, für die Vermenschlichung der Medizin und vor allem auch für die Verbreitung der anthroposophischen Heilweise verbinden kann, ist aufgerufen, Mitglied zu werden. Viele Menschen sind bereits Mitglied geworden, weil sie erkannt haben, daß die Förderung dieser Art der Medizin, aber auch die Verbreitung zeitgemäßer Methoden der Selbsterziehung und Lebensgestaltung zukunftstragende Aufgaben sind. Diese können nur von einer großen, funktionsfähigen Organisation bewältigt werden. »Verein« bedeutet ja eigentlich: vereint die gemeinsamen Interessen durchsetzen wollen!

Die Mitgliedschaft im Verein für ein erweitertes Heilwesen ermöglicht Menschen aus allen Lebensbereichen, die die genannten Ziele bejahen, unmittelbar ihren Beitrag zu leisten zur sozialen Erneuerung und Gesundung unserer Gesellschaft!

Wer will, kann in den Arbeitsgruppen oder Therapeutika aktiv mitarbeiten. Das Tun steht bei uns im Vordergrund – doch auch die Basis für soziales Handeln anderer Menschen zu schaffen, ist eine Tat!

So dient der eine durch seine persönliche Arbeitsleistung, der andere durch seine mittragende finanzielle Hilfe dem gleichen zukunftsorientierten Ziel.

Deshalb bedeutet jedes neue Mitglied einen weiteren Schritt auf dem Weg zum gemeinsamen Ziel.

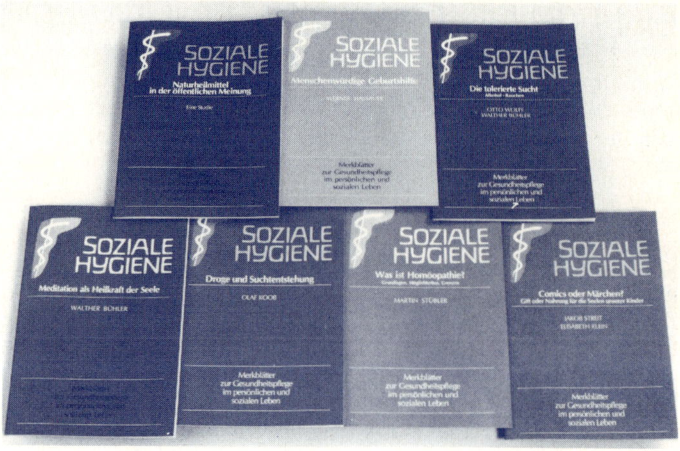

Merkblätter für eine bewußte Lebensführung in Gesundheit und Krankheit

Die Merkblätter behandeln auf durchschnittlich 32 Seiten allgemeinverständlich jeweils ein aktuelles Thema zur leiblichen und seelischen Hygiene oder zu Umweltfragen. Ihre oft überraschend neuartigen Betrachtungsweisen gründen auf der Anthroposophie Rudolf Steiners und der daraus entwickelten Heilkunst.

Das naturwissenschaftliche Denken, das unsere moderne Zivilisation zwar erst ermöglichte, führte aber gleichzeitig zur Kränkung vieler Lebensbereiche des Menschen und der Erde. Zunehmend wird der Mensch durch die technischen Lebensformen in seiner äußeren und auch in seiner inneren Entfaltung bedroht. Deshalb brauchen wir über die selbstverständliche Körperhygiene hinaus eine um Schutz und Pflege der Seele erweiterte Hygiene.

Viele Anregungen und praktische Ratschläge – gewonnen aus der Einsicht in diese Zusammenhänge – bilden den Inhalt der Merkblätter. Sie werden verfaßt von erfahrenen Ärzten, Pädagogen und Psychologen. Sie wollen die Bereitschaft wecken, sich solch neuen Erkenntnissen zu öffnen. Denn nur wenn wir Mut zum Umdenken finden, werden wir unsere Zivilisation menschengemäß gestalten lernen. Für viele Leser wurden die Merkblätter schon ein Wegweiser zur heilenden Selbsterziehung. Über zwei Millionen Exemplare sind bisher erschienen, z. T. übersetzt in sieben Fremdsprachen.

Nur ein *lebendiges* Denken vermag zu den komplizierten Zeitproblemen die helfenden Einsichten zu vermitteln. Unser umfangreiches Angebot kann hier eine erste Orientierung geben.

Vielleicht können auch Sie helfen, diese Schriften zu verbreiten oder durch Ihre Mitgliedschaft die Ziele des Vereins zu fördern? Ausführliche Informationen werden Ihnen gern zugesandt.